61 Ricette Biologiche Per Aiutare A Prevenire Il Cancro:

Rafforzano E Stimola Naturalmente Il Sistema Immunitario Per Combattere Il Cancro

Di

Joe Correa CSN

COPYRIGHT

Ringraziamenti

Questo libro è dedicatoai miei amici e ai membri della mia famiglia che hanno avuto una lieve o grave malattia cosicchè possano trovare una soluzione e fare i cambiamenti necessari nella vostra vita.

61 Ricette Biologiche Per Aiutare A Prevenire Il Cancro:

Rafforzano E Stimola Naturalmente Il Sistema Immunitario Per Combattere Il Cancro

Di

Joe Correa CSN

CONTENUTI

Sull'autore

Dopo anni di ricerca, Credo onestamente nel potere che un'alimentazione giusta può avere sul corpo e la mente. La mia conoscenza ed esperienza mi ha aiutato a vivere in modo più sano negli anni e ho iniziato a condividerla con gli amici e la mia famiglia. Più si conosce sul mangiare e bere in modo salutare, prima si vorrà cambiare la propria vita e le proprie abitudini alimentari.

L'alimentazione è l'elemento chiave nel processo di essere salutari e vivere più a lungo, quindi iniziate oggi. Il primo passo è il più importante e il più significativo.

INTRODUZIONE

61 Ricette Biologiche Per Aiutare A Prevenire Il Cancro: Rafforzano E Stimola Naturalmente Il Sistema Immunitario Per Combattere Il Cancro

Di Joe Correa CSN

Il cancro è una malattia che prendere ogni anno milioni di vite, e può venire a qualsiasi età. Può influenzare anche persone che conducono una vita salutare. Tuttavia, la cosa migliore da fare è essere informati il più possibile su come prevenire questa orribile malattia.

Studi dimostrano che il 33% di tutte le forme di cancro possono essere prevenute con unp stile di vita salutare. Però, questo dipende da un'alimentazione salutare e da attività fisica.

In questo libro, abbiamo preparato una buona selezione di ricette con ingredienti raccomandati da esperti, come il modo migliore per prevenire il cancro.

Frutta fresca, diversi tipi di verdure ricche di fibre, ridotto consumo di sale, sno alcune delle cose più importanti su cui concentrarsi quando si cambia la propria dieta.

Queste ricette ti aiuteranno a raggiungere un peso salutare, che dovrebbe essere anche il tuo peso forma ideal, dato che questo è un fattore importante quando si cerca di vivere una vita salutare libera dal rischio di cancro. L'obeistà è associata ad un rischio più alto di avere il cancro.

Smettere di bere alcohol o diminuire il suo consume e smettere di fumare, aiuterà il tuo sistema immunitario ad essere più forte, così da poter combattere ogni malattia.

Queste ricette includono gli ingredienti più potenti contro il cancro. Per esempio, il pomodoro è perfetto peri I cancro alla prostata, le cipolle bianche e rosse proteggeranno il tuo stomaco, il colon, il retto, mentre la vitamina C è magnifica per l'esofago.

Le vitamine e i minerali possono essere prese tramite supplementi, ma viene sempre raccomandato a tutti di andare direttamente all'origine, che consiste nell'ingerire frutta e verdura. Queste ricette contengono centinaia di fitonutrienti che non possono essere trovati nei pacchi di compresse multivitaminiche. Alcune di queste sostanze sono: i flavonoidi (dagli agrumi, fruitti di bosco, ecc), vari pigmenti con antiossidanti (come l'uva, le melanzane, il cavolo rosso), la quercetina (dalle mele, cipolle), i carotenoidi (dalle carote, dai meloni e albicocche), il licopene (dai pomodori), la luteina per gli occhi (dagli spinaci e dal cavolo).

61 RICETTE BIOLOGICHE PER AIUTARE A PREVENIRE IL CANCRO: RAFFORZANO E STIMOLA NATURALMENTE IL SISTEMA IMMUNITARIO PER COMBATTERE IL CANCRO

Ricette per la colazione

1. Frullato di Banana e miele di Manuka

Ingredienti:

1 tazza di succo di mela

Una manciata di spinaci

1 banana, media

2 cucchiaino di miele di Manuka

zenzero grattugiato

Preparazione:

Butta tutti gli ingredienti in un mixer. Continua a mixare finchè la banana e gli spinaci non si sono uniti perfettamente. Il tuo frullato di miele di manuka è pronto!

Informazioni nutrizionali per porzione: Kcal: 238 Proteinee: 7.5g, Carboidrati: 35g, Grassi: 5g

2.   Muesli con mele, bacche di goji e semi di lino

Ingredienti:

1 tazza di fiocchi d'avena

½ tazza di bacche di goji essiccate

2 grandi mele

3 cucchiai di semi di lino

3 cucchiai di miele

1 ¼ tazze di acqua di cocco

1 ¼ tazza di yogurt bianco

2 cucchiai di foglie di menta

sale dell'Himalaya q.b.

Preparazione:

Grattuggiare le mele in una grande ciotola. Versare lo Yogurt, le bacche di Goji, i semi di lino, i fiocchi d'avena, la menta e l'acqua di cocco in una ciotola e mescolare bene. Lasciare l'impasto nel frigo per una notte. Aggiungere il sale e il miele nell'impasto e servire!

Informazioni nutrizionali per porzione: Kcal: 280 Proteinee: 4g, Carboidrati: 44.5, Grassi: 6g

3.   Burrito con affettati organici e con spinaci

Ingredienti

2 fette di affettato organico

1 cucchiaino di ghi (burro chiarificato indiano)

2 uova intere

¼ tazza di spinaci tagliati

Pizzico di sale

2 cucchiai di peperoni tagliuzzati

1 piccolo pomodoro, tagliato a dadini

Salsa di Guacamole e coriandolo fresco, per servire

Preparazione:

Sbattere le uova e il sale in una ciotola e mettere da parte. In una padella, aggiungere il ghi e cuocere a fuoco medio. Fare un sauté di spinaci, pomodoro, peperoni per 3 minuti. Aggiungere le uova e mischiare il composto con una spatola. Quando le uova strapazzate sono pronte, rimuovere dal fuoco posizionare in ogni fetta di affettato.

Arrotolare il prosciutto e assicurare l'estremità con uno spiedino. Far dorare gli insaccati su ogni lato e servire su un piatto. Servire caldi con la salsa di guacamole e il coriandolo

Informazioni nutrizionali per porzione: Kcal: 300 Proteinee: 19g, Carboidrati: 75.5g, grassi: 20g

4.   Porridge di anacardi

Ingredienti:

1 banana matura tagliata

2 tazze di latte di cocco senza zucchero

½ cucchiaio di cannella

½ tazza di anacardi tagliati

½ tazza di mandorle tagliate

½ tazza di noci Pecan

Pizzico di sale

Preparazione:

In una ciotola, posizionare le noci e versare dell'acqua per coprire tutto. Spruzzare del sale e coprire la ciotola e tenere a mollo per una notte. Scolare e strizzare l'acqua. Trasferire in un frullatore con la banana, il latte di cocco e la cannella. Processare gli ingredienti finchè il frullato è spesso e uniforme.

Posizionare il miscuglio in una padella a fuoco medio-alto. Cuocere per 5 minuti, o finchè non inizia a bollire mentre il tutto viene mescolato regolarmente. Dividere in quattro porzioni in 4 ciotole e servire con noci extra.

Informazioni nutrizionali per porzione: Kcal: 300 Proteinee: 7.2g, Carboidrati: 17.5g, grassi: 25.5g

5. Cherry tomato omelet

Ingredienti:

4 uova grandi

½ tazza di formaggio cottage

½ tazza di cipolle a dadini

1 tazza di spinaci freschi

6 pomodori ciliegine

1 cucchiaio di olio d'oliva

Sale e pepe, q.b.

Preparazione:

Aggiungere l'olio in una padella anti aderente a fuoco medio. Fare un Sauté con le cipolle fino a farle diventare morbide e versare poi le uova. Cuocere per circa 3 minuti o fino a che la parte inferiore non inizia a diventare dorata.

Aggiungere il formaggio, gli spinaci e i pomodori da un lato delle uova e condire con un pò di sale e pepe. Alzare l'altra parte dell'omelette e girarla per coprire le verdure. Ridurre il fuoco ad una fiamma bassa e far cuocere per 2 minuti.

Servire l'omelette su un piatto e aggiungere del formaggio fuso.

Informazioni nutrizionali per porzione: Kcal: 140 Proteinee: 14g, Carboidrati: 3.5g, Grassi: 8.5g

6.   Pancake alle mandorle

Ingredienti:

1 tazza mandorle farina

2 medium free-range whole eggs

½ tazza d'acqua

½ cucchiaino di bicarbonato

¼ cucchiaino di sale

¼ cucchiaino di zucchero

60g di ghi

Direzioni:

Unire la farina, il sale e il bicarbonato in una ciotola e mettere da parte. Mischiare le uova, lo zucchero e un cucchiaio di ghi finché tutto è ben incorporato. Versare il miscuglio nella ciotola con la farina e mischiare per bene fino a che è omogeneo. Se l'impasto è troppo spesso, aggiungere l'acqua e mescolare finchè la consistenza desiderata viene raggiunta. Coprire la ciotola con uno strofinaccio e far riposare per 15 minuti, mettere da parte.

Aggiungere il ghi rimanenta in una padella a fuoco medio. Una volta che il ghi si riscalda, versare il miscuglio per pancake per coprire la base della padella. Cuocere finchè il fondo si è dorato e girare dall'altro lato e far cuocere. Ripere questo procedimento con il resto dell'impasto e servirli su un piatto da portata.

Servire caldi con i condimenti preferiti.

Informazioni nutrizionali per porzione: Kcal: 149 Proteine: 6.1g, Carboidrati: 4g, Grassi: 13,5g

7. Pudding di cocco e more con semi di Chia e pistacchi

Ingredienti:

1 tazza di latte di mandorle

½ cucchiaino di estratto di mandorle

½ tazza di more

3 cucchiaini di semi di chia

1 cucchiaio di cocco

¼ tazza di pistacchi

Preparazione:

Unire le more, i semi di chia, l'estratto di mandorle e il cocco in una ciotola. Unire gli ingredienti combinandoli tutti.

Coprire la ciotola con la pellicola trasparente e refrigerare per 12 ore prima di servire.

Servire con del pistacchio

Informazioni nutrizionali per porzione: Kcal: 300 Proteine: 19g, Carboidrati: 50.5g, Grassi: 6.5g

8.   Tortilla a colazione con more

Ingredienti:

1 cucchiaio di olio extra vergine di oliva

4 uova sbattute

1 cucchiaio di burro di mandorle

Pizzico di pepe

1 cucchiaino di cannella

½ tazza di more

Preparazione:

Mischiare il burro di mandorle, le uova, la cannella e il pepe in una ciotola e mettere da parte.

Far scaldare l'olio in una padella antiaderente a fuoco medio. Versare il miscuglio di uova cuocere per 3 minuti e mettere da parte. Guarnire con more e coprire con un coperchio. Ridurre a fuoco lento e cuocere per 6-8 minuti.

Rimuovere il coperchio, posizionare un piatto sulla padella e capovolgerla per rimuovere la tortilla. Riposizionare la padella sui fornelli e continuare la cottura della tortilla dall'altro lato. Coprire e cuocere per ¾ minuti .

Quando la tortilla è pronta, servire calda su un piatto.

Informazioni nutrizionali per porzione: Kcal: 168 Proteine: 6g, Carboidrati: 24.5g, Grassi: 6g

9. Grano saraceno con lamponi

Ingredienti:

1 tazza di lamponi

1 tazza di grano saraceno

1 mela media sbucciata e tagliata a metà

1 tazza di yogurt

3 bianchi d'uovo

½ tazza di sciroppo d'acero

Preparazione:

Pre-riscaldare il forno a 180°C. Cospargere il grano saraceno sulla carta da forno e far tostare per 5-6 minuti. Un colore marroncino chiaro è l'ideale.

Bollire i lamponi ad alte temperature. Cuocere finchè non si aprono. Aggiungere il grano saraceno tostato, i bianchi d'uovo, le mele a fette e girare bene. Cuocere per altri 7 minuti o finchè il grano è cotto. Aggiungere lo sciroppo. Rimuovere dai fornelli e far riposare per 10 minuti. Servire fresco e guarnire con yogurt.

Informazioni nutrizionali per porzione: Kcal: 158
Proteine: 4g, Carboidrati: 22.5g, Grassi: 4.5g

10.   Muesli con mele, quinoa e noci

Ingredienti:

½ tazza di noci tritate

2 mele grandi

3 cucchiai di semi di lino

3 cucchiai di brown sugar

1 ¼ tazze di acqua di cocco

1 ¼ tazze di yogurt

1 tazza di quinoa

2 cucchiai di foglie di menta

Preparazione:

Tagliare e sbucciare le mele. Tagliarle a tocchetti e metterli in una ciotola. Aggiungere lo yogurt, le noci, i semi di lino, i semi di quinoa, la menta e l'acqua di cocco in una ciotola. Mescolare, lasciare il miscuglio in frigo per una notte.

Guarnire col miele prima di servire

Informazioni nutrizionali per porzione: Kcal: 215 Proteine: 8.3g, Carboidrati: 24.4g, Grassi: 10.5g

11.   Crema fredda con mirtilli

Ingredienti:

1 tazza di crema senza grassi

1 tazza di mirtilli freschi

¼ tazza di latte scremato

2 chiare d'uovo

1 cucchiaio di miele

1 cucchiaino di brown sugar

Preparazione:

Unire gli ingredienti in una grande ciotola. Sbattere bene con una forchetta. Mettere in congelatore per 30 minuti. Questo miscuglio cremoso sta molto bene con un toat di farina di grano saraceno..

Informazioni nutrizionali per porzione: Kcal: 101 Proteine: 2.5g, Carboidrati: 19.5g, Grassi: 0g

12.   Avena e Burro di arachidi

Ingredienti:

1 tazza di avena, cotta

1 tazza di latte di mandorle senza zucchero

2 cucchiai di burro di arachidi organico

1 cucchiaio di sciroppo di fragole

1 cucchiaino di cannella

Preparazione:

Mettere gli ingredienti in una ciotola e mischiare bene fino ad otenere un impasto omogeneo. Se necessario, aggiundere dell'acqua. Versare il miscuglio in bicchieri alti e lasciare in frigo per una notte.

13.   Sandwich con uova,formaggio e prezzemolo

Ingredienti:

4 uova

1 tazza di formaggio cottage

1 cucchiaino di prezzemolo

8 fette sottili di pane integrale

sale q.b.

Preparazione:

Bollire le uova per 10 minuti. Togliere il guscio. Tagliare in piccole fette –circa 5-6 fette ciascuno. Cospargere il formaggio cottage con pochi grassi sul pane e guarnire con i pezzetti di uovo.

Informazioni nutrizionali per porzione: Kcal: 280 Proteine: 14g, Carboidrati: 27g, Grassi: 13g

14.   Albumi fritti con formaggio cottage

Ingredienti:

4 uova

1 tazza di formaggio cottage

¼ tazza di latte scremato

1 cucchiaio di olio

sale q.b.

Preparazione:

Separare i bianchi dal tuorlo delle uova. Oliare le padelle con olio extra-vergine d'olivia. Riscaldare a fuoco medio alto. Mischiare insieme i bianchi dell'uovo, il formaggio cottage, e il latte. Aggiungere del sale. Friggere per 3-4 minuti, mischiando continuamente.

Informazioni nutrizionali per porzione: Kcal: 360 Proteine: 34g, Carboidrati: 12.5g, Grassi: 17.5g

15.   Toast di Feta e uova

Ingredienti:

4 slices of whole grain bread

3 uova

1 tazza di spinaci

½ tazza di feta

2 cucchiai di olio extra vergine d'oliva

Preparazione:

Sbattere le uova con una forchetta in una ciotola. Tagliare la feta a cubetti e aggiungerli alla ciotola. Oliare la padella con l'olio d'oliva. Riscaldare l'olio a fuoco medio e soffriggere gli spinaci per qualche minuto, girando costantemente. Aggiungere uova e il miscuglio con la feta e friggere per qualche minuto.

Tostare il pane per 2 minuti. Servire con il composto preparato.

Informazioni nutrizionali per porzione: Kcal: 317 Proteine: 15.5g, Carboidrati: 20.5g, Grassi: 19.5g

16.   Omelette di Spinaci

Ingredienti:

4 uova

1 tazza di spinaci tagliati

1 cucchiaio di polvere di cipolle

¼ cucchiaino di pepe rosso

¼ cucchiaino di sale marino

1 cucchiaio di parmigiano

1 cucchiaio di olio d'oliva

Preparazione:

Sbattere le uova con una forchetta in una grande ciotola. Aggiungere gli spinati e il parmigiano. Girare bene, condire con la polvere di cipolle, pepe rosso e sale marino.

Scaldare in una ciotola, sbattere le uova e aggiungere gli spinaci e il parmigiano. Condire con la polvere di cipolle, noce moscata, sale e pepe.

Scaldare l'olio d'oliva a temperatura media. Aggiungere il miscuglio di uova e far cuocere per 2-3 minuti.

Informazioni nutrizionali per porzione: Kcal: 215 Proteine: 24g, Carboidrati: 3g, Grassi: 14g

17.   Cereali con Quinoa

Ingredienti:

1 tazza di quinoa

1 tazza di prugne tagliate a metà

1 cucchiaio di zucchero

2 cucchiai di sciroppo d'acero

1 cucchiaio di olio di cocco

½ cucchiaino di cannella

1 cucchiaino di estratto di vaniglia

acqua

Preparazione:

Mettere le prugne in una grande padella e coprirle con dell'acqua. Far bollire e cuocere per 10 minuti, finchè sono tenere Rimuovere dal calore e scolare. Mettere da parte.

Usare la stessa padella per far bollire due tazze di acqua. Aggiungere la quinoa, lo zucchero, lo sciroppo d'acer, l'olio di cocco, la cannella e l'estratto di vaniglia. Ridurre il calore al minimo e cuocere finchè la salsa non si ispessisce.

Questo dovrebbe impiegare 5 minuti. Rimuovere dal calore e versare in una ciotola. Guarnire con le prugne.

Informazioni nutrizionali per porzione: Kcal: 131 Proteine: 4.4g, Carboidrati: 23g, Grassi: 3g

18.   Banane al cocco

Ingredienti:

2 grandi banane

1 tazza di latte di cocco

1 cucchiaino di olio di cocco

1 cucchiaino di estratto di cocco

2 cucchiaio di sciroppo di agave

¼ cucchiaino di cannella

Preparazione:

Versare una tazza di latte di cocco in una padella. Portare a bollore e aggiungere l'olio di cocco, l'estratto di cocco e lo sciroppo di agave. Cuocere per un minuto e rimuovere dal calore. Far raffreddare peru n pò.

Versare il miscuglio su ogni fetta di banana spruzzare sopra della cannella. Servire freddo.

Informazioni nutrizionali per porzione: Kcal: 182 Proteine: 2.6g, Carboidrati: 28.8g, Grassi: 7.3g

19.   French toast con melanzane

Ingredienti:

1 melanzana grande

3 uova

¼ cucchiaino di sale marino

1 cucchiaio di olio

½ cucchiaino di cannella

Preparazione:

Pelare le melanzare e tagliarle nella lunghezza. Cospargere ogni lato con del sale. Far riposare per qualche minuto. Strizzare bene per estratte i liquidi.

Intanto, mischiare le uova con la cannella in una ciotola. Scaldare 1 cucchiaio di olio in una padella a temperatura alta.

Inserir le melanzane nel miscuglio di uova. Fare dei tagli nelle melanzane per far penetrare le uova all'interno finchè non diventano marroncino, su ogni lato. Servire caldo

Informazioni nutrizionali per porzione: Kcal: 118 Proteine: 4g, Carboidrati: 12g, Grassi: 8g

20. Pancake di formaggio Cottage e banana

Ingredienti:

1 tazza di banane a fette

½ tazza di farina di riso

½ tazza di latte scremato

½ tazza di latte di mandorle

3 cucchiai di brown sugar

1 cucchiaino di estratto di vaniglia

1 uovo

½ tazza di panna con pochi grassi

spray da cucina senza grassi

Preparazione:

Unire le fette di banane, la farina di riso, il latte scremati, il latte di mandorle in una ciotola e mischiare con un mixer elettrico fino ad ottenere un composto uniforme. Coprire e far riposare per 15 minuti.

In un'altra ciotola, mischiare la panna con lo zucchero, l'estratto di vaniglia e le uova. Sbattere con una forchetta, o con un mixer fino a raggiungere un composto schiumoso. Mettere da parte.

Spruzzare su una tegli alo spray da cucina. Usare ¼ tazza di impasto per fare i pancake. Cuocere per 2-3 minuti per lato. Questo dovrebbe risultare in 8 pancakes.

Cospargere 1 cucchiaio di crema con formaggio su ogni pancake e servire

Informazioni nutrizionali per porzione: Kcal: 340 Proteine: 22g, Carboidrati: 42g, Grassi: 8.5g

Ricette per il pranzo

21. Cosce di pollo con zenzero e peperoncino

Ingredienti:

900g di cose di pollo (con ossa e pelle)

1 cucchiaio di peperoncino in polvere

Basilico fresco

Pepe nero

Sale marino

448g di acqua di cocco

1 cucchiaiodi zenzero fresco

1 cucchiaio de semi di coriandolo

8 spicchi d'aglio pelati e schiacciati

Preparazione:

Posizionare il pollo con l'aglio in una pentola a cottura lenta. Aggiungere il resto delle spezie, in modo omogeneo sul pollo. Versare l'acqua di cocco e aggiungere il basilico. Coprire la pentola a cottura media e cuocere a cottura lenta. Il pollo deve cuocere per circa 8 -10 prima che diventano tenere abbastanza per essere mangiate. Il liquido emanerà anche un aroma molto invitante quando la carne sarà pronta

Informazioni nutrizionali per porzione: Kcal: 262 Proteine: 26.6g, Carboidrati: 17.4g, Grassi: 8g

22.   Stufato di manzo

Ingredienti:

900g di stufato di manzo

1 cucchiaio di olio di semi di lino

180g di salsa di pomodoro

2 manciate di carote baby

2 patate dolci tagliate in quattro

1 grande cipolla gialla tagliata

1 manciata di funghi

½ cucchiaio di sale

1 foglia di alloro

2 ½ tazze di brodo di manzo

½ tazza di piselli congelati

1 cucchiaino di timo

3 spicchi d'aglio tritato

Preparazione:

Riscaldare una padella ad una temperatura alta. Riscaldare l'olio e aggiungere il manzo. Cuocere su entrambi i lati. Potresti aver bisogno di più olio a seconda di quanto tempo impiega la carne a cuocere. Una volta che il manzo è dorato, Trasferirlo in una pentola a cottura lenta. Nella stessa padella friggere le cipolle a fuoco medio. Cuocere le cipolle per 5 minuti.

Versare circa ½ tazza di acqua e la salsa di pomodoro nella padella e tirare su tutti i pezzi di cipolla e manzo. Poi, versare il miscuglio sul manzo in una grande pentola. Inserire tutti gli ingredienti rimanenti e girare, soprattutto se il liquido è molto spesso. Coprire la pentola, abbassare il fuoco e cuocere per circa un'ora. 15 minuti prima di toglierlo dal fuoco, gettare i piselli per farli scongelare e cuocere.

Informazioni nutrizionali per porzione: Kcal: 220 Proteine: 12g, Carboidrati: 16g, Grassi: 13.2g

23.   Stufato al peperoncino

Ingredienti:

450g di manzo

8 spicchi d'aglio

1 cucchiaino di aglio

2 cucchiai di olio d'oliva

1 cucchiaio di cumino

3 cucchiaio di polvere di peperoncino

2 tazzae di funghi

450g di manzo a cubetti

1 zucchina media

1 cipolla media

450g di salsa di pomodoro

½ tazza di carote in purea

2 tazze di brodo di manzo

Preparazione:

Inserire il manzo macinato in una padello con un pò di olio. Cuocere a fuoco alto e friggere fino a che il manzo diventa dorato su entrambi i lati. Una volta dorato, trasferire il manzo in una pentola a lenta cottura, nella quale aggiungere il cumino, le carote, il peperoncino in polvere, il brodo di manzo, la salsa di pomodoro e l'aglio in polvere. Girare per bene per mescolare gli ingredienti.

Usare la padella per fare un sauté di cipolle, funghi, zucchine, e aglio. Far ammorbidire le verdure. Spostare le verdure dalla padella alla pentola a cottura lenta. Posizionare lo stufato in una padella con aglio e peperoncino in polvere. Friggere finchè il manzo non diventa dorato su entrambi i lati. Coprire con un coperchio e procedere a cottura lenta per 5-8 ore.

Informazioni nutrizionali per porzione: Kcal: 170 Proteine: 7g, Carboidrati: 21.7g, Grassi: 6.6g

24.   Stufato di nacho

Ingredienti:

450g di carne tritata di manzo

1 piccola cipolla tagliata

1 tazza di fagioli rossi piccanti

½ tazza di mais in lattina

½ tazza di salsa di pomodoro senza zucchero

2 cucchiaio di condimenti per taco

1 tazza di formaggio cottage

1 tazza di cipollitti tagliati

Preparazione:

Cuocere la carne tritata a temperatura medio-alta, girando di tanto in tanto. Questo processo dovrebbe durare 30 minuti. Rimuovere dal fuoco e scolareTagliare in pezzettini e unire con i faglio, il mais, il pomodoro e il mix di condimenti. Girare bene e cuocere a fuoco lento per 10 minuti.

Pre-riscaldare il forno a 180°C. Versare metà del composto in una teglia. Guarnire col formaggio e i cipollotti e aggiungere il composto rimanente. Infornare per 25 minuti.

Informazioni nutrizionali per porzione: Kcal: 450 Proteine: 32.8g, Carboidrati: 18.4g, Grassi: 29g

25.   Spigola

Ingredienti:

4 grandi spigole

1 cucchiaio di olio d'oliva

½ cucchiaino di sale marino

¼ cucchiaino di pepe nero

1 tazza di formaggio cottage

Preparazione:

Unire olio, il sale e il pepe. Usare un pennello sa cucina per cospargere il condimento sul pesce. Grigliare il pesce a temperatura medio alta in forno, circa 5 minuti per lato. Servire con il formaggio cottage.

Informazioni nutrizionali per porzione: Kcal: 154 Proteine: 28g, Carboidrati: 5g, Grassi: 8.3g

26. Pollo verde

Ingredienti:

3 pezzi di petto di pollo (450g)

2 tazzae di spinaci

1 tazza di yogurt senza grassi

3 peperoni verdi

3 peperoncini

2 piccole cipolle

1 cucchiaio di zenzero macinato

1 cucchiaino di pepe rosso

4 cucchiai di olio

sale q.b.

Preparazione:

Lavare e asciugare il pollo con carta da cucina. Tagliare a tocchetti. Tagliare finemente la cipolla e i peperoni e mettere da parte.

Scaldare l'olio in una grande padella. Aggiungere le cipolle il pepe e il sautè per alcuni minuti. Ora agguingere il petto di pollo, lo zenzero, il pepe rosso e il sale. Soffriggere per 10 minuti, o finchè il pollo diventa dorato.

Itanto, unire lo yogurt con gli spinaci in un mixer per 30 secondi. Aggiungere questo miscuglio alla padella e friggere finchè gli spinaci non sono ben schiacciati. Coprire la padella e togliere dal fuoco, far riposare 10 minuti prima di servire.

Informazioni nutrizionali per porzione: Kcal: 380 Proteine: 16g, Carboidrati: 54.5g, Grassi: 12g

27.　Pollo in salsa di funghi

Ingredienti:

450g di polli

2 cucchiai di farina 00

1 tazza di funghi button

1 tazza di taccole

¼ tazza di brodo di pollo

½ cucchiaino di sale marino

¼ cucchiaino di pepe nero

4 cucchiaio di olio d'oliva

Preparazione:

Lavare ed asciugare il pollo. In una grande ciotola unire la farina, il sale e il pepe. Impanare il pollo con la farina e mettere da parte. Scaldare l'olio a temperatura media e friggere il pollo per 5 minuti per lato. Rimuovere dalla pentola e trasferire in un piatto. Nella stessa padella, aggiungere il brodo di pollo, le taccole, i funghi button. Portare a bollore e cuocere per 2-3 minuti. Re-inserire il pollo e cuocere per altri 20 minuti, girando di tanto in tanto, finchè l'acqua evapora. Servire caldo.

Informazioni nutrizionali per porzione: Kcal: 290 Proteine: 21g, Carboidrati: 36g, Grassi: 7g

28.   Mix di fagioli rossi

Ingredienti:

1 tazza di fagioli rossi in scatola

½ tazza di taccole

½ tazza di funghi button

1 tazza di formaggio cottage

1 tazza di yogurt greco

2 bianchi d'uovo

2 cucchiai di olio di cocco

1 cucchiaino di sale marino

Preparazione:

Unire gli ingredienti in un frullatore. Girare per 30 secondi. Pre-riscaldare il forno a 150°C. degrees. Aggiungere un filo d'olio sulla teglia. Versare il composto con i fagioli rossi nella padella e cuocere per 15-20 minuti. Dovrebbero raggiungere una leggera doratura. Rimuovere dal forno, far riposare per 10 minuti e tagliare in 4 pecchi. Servire caldi.

Informazioni nutrizionali per porzione: Kcal: 193 Proteine: 5.4g, Carboidrati: 23.6g, Grassi: 10.2g

29. Pollo alla greca

Ingredienti:

4 pezzi di petto di polli

1 tazza di formaggio cottage

½ tazza di yogurt greco

1 tazza di cetriolo a fette

1 tazza di lattuga

1 tazza di pomodori ciliegine

½ tazza di cipolle a fette

5 spicchi d'aglio

2 cucchiai di succo di limone

1 cucchiaio di origano

½ cucchiaino di pepe rosso

½ cucchiaino di sale

2 cucchiai di olio d'oliva

6 pita integrali

Preparazione:

Lavare e tagliare la carne. Mettere da parte.

Unire il formaggio cottage, lo yogurt greco, le verdure e le spezie in un mixer. Mischiare per 30 secondi. Scaldare l'olio d'oliva a fuoco medio. Soffriggere il pollo per 20 minuti, girare costantemente. Aggiungere le verdure alla salsa. Girare e cuocere per 10 minuti. Rimuovere dalla fiamma e dividere in 6 parti. Servire con delle pita.

Informazioni nutrizionali per porzione: Kcal: 498 Proteine: 23.6g, Carboidrati: 23.5g, Grassi: 24

30. Formaggio Cottage con verdure fritte

Ingredienti:

½ tazza di formaggio cottage

1 cipolla piccola

1 piccola carota

1 piccolo pomodoro

2 peperoni medi

sale q.b.

1 cucchiaio di olio d'oliva

Preparazione:

Lavare ed asciugare le verdure. Tagliare a striscioline. Riscaldare l'olio d'oliva a fuoco medio e soffriggere le verdure per circa 10 minuti, girando sempre. Quando le verdure si ammorbidiscono, aggiungere il formaggio. Girare bene. Soffriggere per altri 2-3 minuti- Rimuovere dal calore e servire.

Informazioni nutrizionali per porzione: Kcal: 122 Proteine: 11.5g, Carboidrati: 8.5g, Grassi: 5.5g

31.   Burrito di taccole

Ingredienti:

1 tazza di taccole cotte

450g di vitello magro

1 tazza di formaggio Cheddar

½ tazza cipolle tagliate

1 cucchiaino di pepe rosso

1 cucchiaino di peperoncino in polvere

6 tortilla integrali

Preparazione:

Unire la carne con il pepe, il peperoncino e le cipolle in una padella. Girare per 15 miuti a bassa temperatura. Rimuovere dal fuoco.

Mischiare il Cheddar con le taccole in un mixer per 30 secondi. Aggiungere il composto col formaggio alla carne. Dividere il miscuglio in 6 parti uguali e cospargere sulle tortilla. Chiudere le tortilla e servire.

Informazioni nutrizionali per porzione: Kcal: 370 Proteine: 15 g, Carboidrati: 55.5g, Grassi: 11g

32.   Lenticchie arrostite

Ingredienti:

½ tazza di lenticchie non cotte

1 cucchiaio di sale

2 cucchiai di olio d'oliva

1 cucchiaino di pepe

1 cucchiaino di peperoncini in polvere

1 cucchiaino di cannella

Preparazione:

Prima cucinare le lenticchie. Versare dell'acqua in una padella e portare a bollore. Aggiungere le lenticchie per 15-20 minuti, finchè non si ammorbidiscono ma non perdono la forma. Rimuovere dal fuoco e scolare e sciacquare con acqua fredda. Sciacquare i semi di chia e mettere da parte.

Pre-riscaldare il forno a 150°C. In una padella, condire le lenticchie con sale, pepe e peperoncino, olio e cannella. Cospargerle su una teglia da forno per 20 minuti.

Le lenticchie possono essere conservate in un contenitore ermetico per 15 giorni.

Informazioni nutrizionali per porzione: Kcal: 110 Proteine: 8g, Carboidrati: 19g, Grassi: 3.5g

33.   Polpette ai frutti di mare

Ingredienti:

675g di pesce bianco

Sale marino

Pepe nero, fresco

½ 225g di gamberi

½ succo di limone

1½ tazze di farina di mandorle

2 cucchiai di salsa tartara

½ tazza di acqua

3 cucchiai di prezzemolo

3 uova

grasso da cucina

Preparazione:

Usare un frullatore per creare l'impasto con 2 uova, ½ tazza di farina di mandorle, gamberi, il pesce, il prezzemolo, il succo di limone e mescolando fino a farlo diventare uniforme. Versare dell'acqua e un uovo in una ciotola.

Girare. In un'altra ciotola mettere laf arina di mandorle rimanente e aggiungere sale e pepe.

Prendere una ciotola più grande e mischiare il contenuto delle altre ciotole. Creare delle palline, e soffriggerle inuna padella per 15 minuti. Condire con la salsa tartara.

Informazioni nutrizionali per porzione: Kcal: 101 Proteine: 9.4g, Carboidrati: 10.2g, Grassi: 3.7g

34.　Gamberi al pepe Cayenne

Ingredienti:

900g di gamberi puliti e lavati

2 cucchiai di succo di limone

pepe Cayenne

Pepe nero

Sale marino

4 spicchi d'aglio

3 cucchiai di burro

2 cucchiai di prezzemolo

2 cucchiai di grasso da cucina

Preparazione:

Far scaldare del burro in padella e una volta scilto soffriggere i gamberi fincgè non appaiono opachi. Spostare i gamberi in una grande padella e soffriggere l'aglio per u n paio di minuti. Aggiungere il resto degli ingredienti, insieme all'aglio, alla padella. Coprire e cuocere per 20 minuti a fuoco medio.

Informazioni nutrizionali per porzione: Kcal: 162 Proteine: 24.6g, Carboidrati: 1.7g, Grassi: 6.2g

35. Ciotola di pollo calda

Ingredienti:

450g di pomodori arrostiti

12 cosce di pollo senza pelle ed ossa

1 cucchiaio di basilico

240g di latte di cocco

Sale e pepe

210g di salsa di pomodoro

3 gambi di sedano

3 carote tagliate

2 cucchiai di olio di cocco

1 cipolla tagliata finemente

4 spicchi d'aglio

½ tazza di funghi

Preparazione:

Versare l'olio di cocco su una padella e cuocere a fuoco alto. Aggiungere il sedano, le cipolle le carote e soffriggere per 5-10 minuti. Spostare in una padella e aggiungere la salsa di pomodoro, il basilico, l'aglio, i funghi e il condimento. Continuare a mescolare le verdure finchè sono completamente coperte dalla salsa di pomodoro. Allo stesso tempo, tagliare il pollo a cubetti.

Mettere il pollo in padella con l'olio di cocco e la salsa di pomodoro. Girare bene per assicurarsi le tutti gli ingredienti siano ben amalgamati. Abbassare il fuoco e cuocere per 30 minuti. Le verdure e il pollo dovrebbero essere cotte completamente prima di spegnere il fuoco. Versare il latte di cocco prima di servire!

Informazioni nutrizionali per porzione: Kcal: 189 Proteine: 4.2g, Carboidrati: 25.1g, Grassi: 8g

36.   Zuppa autunnale

Ingredienti:

3 patate dolci tagliate

Sale

Estratto di vaniglia

2 bulbi di finocchio

440g di purea di zucca

1 grande cipolla a fette

olio di cocco

spezia di torta di zucca

1,5 litri di acqua

Preparazione:

Scaldare un filo d'olio in una padella. Abbassare il fuoco e aggiungere le cipolle e i bulbi di finocchio. Continuare a cuocere finchè non sono caramellizzate. Aggiungere il resto degli ingredienti e cuocere finchè le patate dolci non sono pronte. Cuocere a fuoco basso per avere l'effetto desiderato. Dopo che il processo è completo, mischiare la zuppa finchè diventa omogenea sale q.b..

Informazioni nutrizionali per porzione: Kcal: 115 Proteine: 8.2g, Carboidrati: 14.3g, Grassi: 3.2g

37.   Pollo spagnolo

Ingredienti:

6 cosce di pollo

mezza testa di cavolfiore

sale

1 lattina di pomodori

½ 225g di cavoli di Bruxelles

1 salsiccia di chorizo media

3 zucchine medie

Preparazione:

Aggiungere dell'olio in padella. Soffriggere il pollo, rimuovere la pelle, finchè non diventa dorata. Spostare il pollo in una grande ciotola. Tagliare la salsiccia e soffriggere per 3 minuti. Dopo averla fritta spostare nella ciotola.

Tagliare le zucchine e il cavolfiore e aggiungere alla ciotola. Aggiungere anche i cavoli di Brussels nella ciotola. Aggiungere il sale e versare i pomodori tagliati sugli altri ingredienti. Cuocere a fuoco lento per 1 ora. Servire con del mais per contorno.

Informazioni nutrizionali per porzione: Kcal: 430 Proteine: 34.8g, Carboidrati: 39.5g, Grassi: 15g

38.   Manzo con cipolle e funghi

Ingredienti:

900g di manzo a cubetti

Sale e pepe, q.b.

2 cucchiai di olio d'oliva

2 tazze di funghi

2 tazze di brodo di manzo

½ cipolla bianca tagliata

1 cucchiaio di aglio tritato

Preparazione:

Condire il manzo con sale e pepe ed agitare per condire bene la carne.

In una pentola da stufato a fuoco medio, aggiungere l'olio e dorare il manzo il modo omogeneo su ogni lato. Aggiungere le cipolle e l'aglio e crea un sauté per 2 minuti e aggiungere i funghi.

Aggiungere l'olio, premere il pulsante per sauté e aggiustare a modalità «dorata». Condire il manzo con sale e pepe dorare su ogni lato. Aggiungere le cipolle e l'aglio e crea un sauté per 1 minute e poi aggiungere i funghi e il brodo. Coprire con un coperchio e bollire e ridurre la fiamma.

Aggiustare il condimento e trasferire in una ciotola. Servire immediatamente.

Informazioni nutrizionali per porzione: Kcal: 158 Proteine: 18.8g, Carboidrati: 2.7g, Grassi: 8g

39. Tacchino alla salsa all'arancia

Ingredienti:

2 cucchiai di olio extra vergine d'oliva

450g di fette di petto di tacchino

Sale e pepe nero, q.b.

1 tazza di brodo di pollo

2 cucchiai di olio d'oliva, per la salsa

2 pacchi di zucchero

2 cucchiai di scorza di orancia

2 cucchiai di succo di arancia

1 cucchiaino di pepe cayenne

Preparazione:

Condire le fette di tacchino con sale e pepe su entrambi i lati. Scaldare l'olio d'oliva a calore medio. Dorare le fette di tacchino su ogni lato e trasferire su un piatto. Mettere da parte. Aggiungere l'olio, la scorza d'arancia, il pepe cayenne e il brodo nella stessa padella e cuocere finchè non viene cotto a fuoco lento. Rimettere il tacchino nella padella e cuocere in umido con la salsa.

Coprire con un coperchio, portare a bollore e ridurre il fuoco. Cuocere a fuoco lento per 45 -60 fino a quando la carne si ammorbidisce. Se la salsa non è abbastanta spessa continuare a cuocere senza coperchio finchè la consistenza desiderata viene raggiunta.

Trasferire il tacchino in un piatto da portata, spruzzare con la salsa e servire immediatamente.

Informazioni nutrizionali per porzione: Kcal: 123 Proteine: 13.5g, Carboidrati: 16.8g, Grassi: 2.8g

40.   Manzo al curry tailandese

Ingredienti:

900g di bistecca di manzo, affettatto

2 cucchiai di olio d'oliva

2 cucchiai di foglie di lime

1 tazza di latte di cocco senza zucchero

½ tazza di brodo di manzo o acqua

3 cucchiaini di zucchero

1 cucchiaino di sale

¼ tazza di salsa curry Panang

Direzioni:

In una pentola di stufato a temperatura medio-alta, aggiungere un cucchiaio di olio e soffriggere il lime a fuoco medio. Aggiungere la pasta di curry, ridurre a fuoco basso e cuocere per circa 3 minuti o finchè non è tutto aromatizzato.

Aggiungere la carne e cuocere per 5 minuti, girando di tanto in tanto. Versare il brodo e il latte di cocco. Girare brevemente e coprire con un coperchio. Portare a bollore e far cuocere a fiamma bassa. Cuocere a fuoco lento per 30-35 minuti fino a che il manzo è tenero.

Aggiustare il gusto e cuocere per raggiungere la consistenza desiderata.

Dividere il manzo al curry in 6 porzioni trasferire in una ciotola da portata. Servire immediatamente.

Informazioni nutrizionali per porzione: Kcal: 420 Proteine: 20.5g, Carboidrati: 19.6g, Grassi: 32.2g

Ricette per la cena

41.   Bistecche di tonno grigliate

Ingredienti:

¼ tazza di foglie di coriandolo

3 spicchi d'aglio, tritato

2 cucchiai di succhi di limone

½ tazza di olio di oliva

4 bistecche di tonno

½ cucchiaino di paprika

½ cucchiaino di cumino

½ cucchiaino di peperoncino

Sale e pepe nero

Preparazione:

Aggiungere il coriandolo, l'aglio, la paprika, il cumino, il peperoncino in polvere e il succo di limone in un mixer e frullare per combinare. Aggiungere l'olio gradualmente e mischiare gli ingredienti finchè il miscuglio è omogeneo.

Trasferire il tutto in una ciotola, aggiungere il pesce e agitare per impanare il pesce in modo omogeneo con la salsa. Far marinare per 2 ore per far assorbire tutti i sapori

Riscaldare la griglia e oliarla leggermente, posizionare il pesce sul grill e cuocerlo per 3 - 4 minuti per lato.

Rimuovere il pesce dalla griglia, trasferire su un piatto da portata e servire con spicchi di limone o una salsa preferita.

Informazioni nutrizionali per porzione: Kcal: 240 Proteine: 53.5g, Carboidrati: 4g, Grassi: 2g

42.   burrito di taccole

Ingredienti:

1 tazza di taccole cotte

450g di manzo magro

1 tazza di formaggio cottage

½ tazza di cipolle a fette

1 cucchiaino di pepe nero macinato

1 cucchiaino di peperoncino macinato

6 tortilla integrali

Preparazione:

Cuocere la carne e strizzarla. Tagliarla a bocconcini e inserirla di nuovo in padella. Aggiungere il peperone rosse, il peperoncino e le cipolle. Girare bene per 15 minuti. Rimuovere dal fuoco.

Unire il formaggio con le taccole in un frullatore. Mischiare per 30 secondi. Aggiungere questo impasto alla carne. dividere il tutto in 6 porzioni per le tortilla. Chiuderle e servire.

Informazioni nutrizionali per porzione: Kcal: 310 Proteine: 14.5g, Carboidrati: 45.2g, Grassi: 8.3g

43. Purea di uova e avocado

Ingredienti:

4 uova

1 tazza di latte scremato

½ avocado

Preparazione:

Bollire le uova. Rimuovere dal fuoco e far scaldare. Sgusciare e tagliare. Aggiungere un pizzico di sale e lasciare in frigo per 30 minuti. Mettere il tutto in frullatore. Aggiungere anche l'avocado a pezzi. Aggiunger il late e frullare per 30 minuti. Questa purea deve essere servita subito.

Informazioni nutrizionali per porzione: Kcal: 205 Proteine: 13.4g, Carboidrati: 5.7g, Grassi: 13.9g

44.   Insalata di noi e fragole

Ingredienti:

½ tazza di noci

2 tazze di fragole fresche

1 cucchiaio di sciroppo di fragole

2 cucchiai di crema senza grassi

1 cucchiaio di brown sugar

Preparazione:

Lavare e tagliare le fragole. Mischiare con le noci in una ciotola. In una ciotola separata, unire lo sciroppo di fragole, la crema e il brown sugar. Sbattere con una forchetta e condire con questo composto l'insalata.

Informazioni nutrizionali per porzione: Kcal: 131 Proteine: 4.4g, Carboidrati: 23g, Grassi: 3g

45. Uova allo zenzero

Ingredienti:

3 uova

2 cucchiai di olio d'oliva

1 cucchiaino di zenzero trattato

1/5 cucchiaino di pepe

¼ cucchiaino di sale marino

Preparazione:

Sbattere le uova con una forchetta. Aggiungere lo zenzero e il pepe. Mischiare e friggere le uova per qualche minuto. Servire caldo. Condire con sale marino.

Informazioni nutrizionali per porzione: Kcal: 74 Proteine: 2.4g, Carboidrati: 8.1g, Grassi: 4.2g

46.   Paté di semi di chia

Ingredienti:

½ tazza di polvere di semi di chia

¼ tazza di semi di chia

½ tazza formaggio cottage

3-4 spicchi d'aglio

¼ tazza di latte scremato

1 cucchiaio di mostarda

¼ cucchiaino di sale

Preparazione:

Tagliare l'aglio e mischiare con la mostarda. In una grande ciotola, unire il formaggio con il latte il sale i semi di chia e la polvere di semi di chia. Mescolare bene e aggiungere l'aglio e la mostarda. Lasciare riposare nel frigo per circa un'ora.

Informazioni nutrizionali per porzione: Kcal: 40 Proteine: 2.6g, Carboidrati: 6.2g, Grassi: 4.7g

47. Insalata di pollo

Ingredienti:

3 petti di pollo senza pelle e ossa

1 tazza di lattura a fette

5 pomodori ciliegini

2 cucchiai di panna con pochi grassi

1 cucchiaio di olio d'oliva

1 cucchiaino di prezzemolo

1 cucchiaio di olio di semi di girasole

1 cucchiaino di peperoncino piccante

1 cucchiaio di succo di limone

sale q.b.

Preparazione:

Tagliare a cubetti il pollo. Mischiare l'olio, il prezzemolo, il peperoncino, il succo di limone per creare una salsa marinata. Spostare i cubetti su una teglia, cospargere con una marinata piccante e infornare a 180°C per 30 minuti. Rimuovere dal forno.

Intanto, mischiare i pomodori ciliegini con la lattuga e la panna. Aggiungere il pollo e un pizzico di pepe e sale

Informazioni nutrizionali per porzione: Kcal: 102 Proteine: 9.8g, Carboidrati: 5.2g, Grassi: 4.8g

48.   Insalata di uova e cipolle

Ingredienti:

2 cipolle medie

4 uova bollite

1 carota grattugiata

1 tazza di spinaci baby

1 cucchiaio di zenzero

1 cucchiaio di succo di limone

1 cucchiaio di olio d'oliva

1 cucchiaino di curcuma

sale q.b.

Preparazione:

Tagliare a fette le cipolle. Salare e far riposare per 15-20 minuti. Lavare e strizzare, cospargere con del succo di limone e lasciare riposare. Intanto, far bollire l'uovo per circa 10 minuti, rimuovere dal calore, sgusciare e tagliare a cubetti. Unire con gli spinaci, la carota e lo zenzero. aggiungere le cipolle e olio d'oliva, il sale, e la curcuma. Servire freddo.

Informazioni nutrizionali per porzione: Kcal: 365 Proteine: 36.4g, Carboidrati: 8.7g, Grassi: 21.9g

49.   Gamberi agli agrumi

Ingredienti:

450g di gamberi grandi, puliti e lavati

1 un limone, strizzato e scorato

½ cucchiaino di pepe nero, q.b.

½ cucchiaino di sale q.b.

½ cucchiaino di peperoncino in polvere

1 cucchiaio di olio extra vergine di oliva

2 cucchiai di prezzemolo fresco

Preparazione:

Unire la scorza di limone, il succo di limone, il sale, il pepe nero e il peperoncino in una grande ciotola e aggiungere i gamberi. Agitare il tutto per impanarli e insaporirli e poi farli riposare per 2 ore per marinarli.

Far riscaldare dell'olio in padella. Soffriggere i gamberi per circa 5 minuti e finchè diventano opachi e cotti.

Trasferire su un piatto da portata, guarnire con il prezzemolo e servire con spicchi di limone.

Informazioni nutrizionali per porzione: Kcal: 142 Proteine: 20.3g, Carboidrati: 2.8g, Grassi: 6.2g

50.   Petti di pollo farciti con cavoli e pomodori

Ingredienti:

4 petti di pollo (120g ciascuno)

1 to 2 cucchiai di olio d'oliva

½ tazza di formaggio di capra

½ tazza di cavolo

¼ tazza di pomodori secchi, a fette

Sale e pepe nero, q.b.

Preparazione:

Pre-riscaldare il forno a 200°C . cospargere dell' olio d'oliva su un piatto e mettere da parte.

Aggiungere ½ tazza d'acqua in una padella, riscaldare a fuoco medio alto fino a farla bollire. Aggiungere il cavolo, i pomodori, ½ cucchiaio di olio e cuocere fino a che il cavolo è ammorbidito. Condire q.b. con sale e pepe e rimuovere la padella dal fuoco.

Tagliare i petti di pollo in fette molto sottili o assottgliarle con un martello da cucina. Stendere le fette di pollo e aggiungere 1 cucchiaio di formaggio al centro di ogni fetta.

Posizionare il miscuglio di pomodori e cavolo in ogni fetta di pollo e condire q.b. con sale e pepe.

Arrotolare le fette di pollo. Inserire uno spiedino in ogni fetta per tenere fermo il ripieno. Spennelare con dell'olio e trasferire in una teglia oliata.

Infornare per 25 minuti o finchè il pollo è pronto e dorato. Rimuovere dal forno e far riposare per 10 minuti prima di tagliare e servire.

Servire caldo con salsa di pomodori.

Informazioni nutrizionali per porzione: Kcal: 420 Proteine: 23.2g, Carboidrati: 23.7g, Grassi: 1.7g

51. Pollo grigliato marinato al limone e rosmarino

Ingredienti:

4 petti di pollo (120g per ognuna), senza ossa e tagliati a metà.

2 cucchiai di burro chiarificato

1 limone strizzato e senza scorza

2 cucchiaini di rosmarino

2 spicchi d'aglio, tritato

1 cucchiaino di pepe nero

½ cucchiaino di sale da tavola

4 spicchi di limone, per servire

1 cucchiaio di olio d'oliva, per condire e oliare

Preparazione:

Unire il succo di limone, la scorza, il rosmarino, l'aglio, il sale e il pepe in una ciotola e aggiungere il pollo. Impanare il pollo in modo omogeneo con il miscuglio per marinare e far riposare per 2 ore.

Pre-riscaldare la padella e oliare con dell'olio. Posizionare il pollo sulla griglia grid per 5 - 10 minuti per ogni lato.

Unire il ghi e il miscuglio per marinare, e spennellarlo su ogni lato del pollo durante la cottura.

Quando il pollo e pronto, rimuoverlo dalla griglia e farlo riposare per 5 minuti. Trasferire in un piatto da portata e servire caldo con gli spicchi di limone.

Informazioni nutrizionali per porzione: Kcal: 274 Proteine: 27.2g, Carboidrati: 4.3g, Grassi: 17.1

52. Uova con verdure soffritte e semi di chia

Ingredienti:

2 uova

3 bianchi d'uovo

1 piccola cipolla

1 piccola carota

1 piccolo pomodoro

2 peperoni rossi medi

1 cucchiaio di semi di chia

sale

1 cucchiaio di olio d'oliva

Preparazione:

Lavare e asciugare le verdure. Tagliare a strisce. Riscaldare l'olio in una padella e soffriggere le verdure per 10 minuti, girando costantemente. Aggiungere i semi di chia e mischiare costantemente. Quando le verdure si ammorbidiscono aggiungere l'uovo. Soffriggere per altri 2-3 minuti. Rimuovere dal fuoco e servire.

Informazioni nutrizionali per porzione: Kcal: 190 Proteine: 15.7g, Carboidrati: 2g, Grassi: 14.6g

53. Ali di pollo

Ingredienti:

12 - 18 ali di pollo

1 cucchiaino di zenzero

1 cucchiaio di miele

2 cucchiaini di olio d'oliva

1/3 tazza di salsa Worcestershire

2 cipollotti tritati

2 spicchi d'aglio

Preparazione:

Applicare tutti gli ingredienti sul pollo e inserirli in una padella. Abbassare il fuoco a basso-medio e far cuocere per un'ora. Le ali dovrebbero essere dorate. Possono essere aggiunte le spezie a gusto personale. Servire come antipasto con ketchup o altre salse.

Informazioni nutrizionali per porzione: Kcal: 82 Proteine: 7.8g, Carboidrati: 1.5g, Grassi: 5.8g

54.   Fagioli e spinaci

Ingredienti:

1 tazza di taccole

1 tazza di spinaci tagliati

2 scatole di tonno, senza olio

1 cucchiaio di olio d'oliva

1 cucchiaino di aceto di vino rosso

sale q.b.

1 cucchiaio di curcuma

Preparazione:

Unire le taccole con gli spinaci e il tonno. Condire con olio d'oliva, aceto e sale. Aggiungere della curcuma prima di servire.

Informazioni nutrizionali per porzione: Kcal: 318 Proteine: 12.3g, Carboidrati: 36.7g, Grassi: 17.1g

55. Pranzo leggero di tacchino

Ingredienti:

3 fette sottili di petto di tacchino

1 tazza di lattuga

1 piccolo pomodoro

1 piccola cipolla

1 peperone rosso

1 cucchiaio di succo di limone

sale q.b.

Preparazione:

Tagliare le verdure e unirle al petto di tacchino e condire con sale e succo di limone.

Informazioni nutrizionali per porzione: Kcal: 190 Proteine: 15.2g, Carboidrati: 18.3g, Grassi: 6g

56. Tonno e olive

Ingredienti:

2 tazza di tonno in scatola

1 tazza di lattuga a fette

1 piccola cipolla

½ tazza of olives

¼ tazza di peperoni rossi tagliati

1 cucchiaio di olio d'oliva

sale

1 cucchiaio di succo di limone

Preparazione:

Tagliare la cipolla. Unire con tonno e lattuga. Mischiare per bene. Aggiungere le olive e il peperone rosso. Condire con olio d'oliva, sale e succo di limone. Tenere in frigo per circa 20-30 minuti.

Informazioni nutrizionali per porzione: Kcal: 350 Proteine: 20.2g, Carboidrati: 21.2g, Grassi: 19.7g

57. Formaggio Cottage con lime

Ingredienti:

2 tazze di formaggio cottage

1 grande cetriolo

½ tazza di noci

¼ tazza di lime

¼ tazza di panna con pochi grassi

1 cucchiaino di estratto di lime

1 cucchiaio di olio d'oliva

¼ cucchiaino di pepe

Preparazione:

Prima, preparare il condimento al lime. Mischiare il lime con la panna, l'estratto di lime e l'olio d'oliva. Aggiungere il pepe (questo varia a seconda dei gusti). Mischiare bene e lasciare in frigo per 30 minuti. Sbucciare e tagliare il cetriolo in piccoli cubetti e unire alle noci e al formaggio. Versare i condimenti e servire fredda.

Informazioni nutrizionali per porzione: Kcal: 201 Proteine: 18.2g, Carboidrati: 26.4g, Grassi: 1.5g

58.   Lenticchie cremose

Ingredienti:

1 tazza lenticchie in scatola

1 piccola melanzana

¼ tazza di panna con pochi grassi

¼ tazza di succo di limone

2 cucchiai di olio d'oliva

1 cucchiaio di prezzemolo

1 grande pomodoro

1 piccola cipolla

Preparazione:

Lavare e sbucciare la melanzana. Tagliare in fette sottile e unire alla panna il succo di limone e l'olio d'oliva. Usare un mixer per creare un mousse cremora. Far raffreddare in frigo per 30 minuti. Intanto tagliare le verdure a fette sottili. Mischiare con le lenticchie e la mousse di melanzare. Condire con del prezzemolo e servire.

Informazioni nutrizionali per porzione: Kcal: 287 Proteine: 17.2g, Carboidrati: 30.3g, Grassi: 11.7g

59.   Riso ai funghi

Ingredienti:

½ tazza di riso integrale

2 tazze di funghi button freschi

1 cucchiaio di olio

1 grande pomodoro

¼ tazza di prezzemolo

¼ tazza di succo di limone

sale

pepe

Preparazione:

Prima, cuocere il riso. Lavare e strizzare l'acqua e metterlo in una padella con acqua. Girare e portare a bollore. Coprire con un coperchio e cuocere per 15 minuti a fuoco lentor. Rimuovere dal calore e far riscaldare.

Ora, preparare i funghi. Lavare e tagliare a temperatura bassa. Scaldare la padella a bassa temperatura. Aggiungere i funghi e mescolarli. Friggere a temeratura bassa finchè i funghi si ammorbidiscono o l'acqua evapora. Rimuovere dalla padella, aggiunere sale e mischiare con il riso.

Tagliare i pomodori in piccoli cubi e combinare tutti gli ingredienti insieme. Condire con sale, pepe e succo di limone. Servire caldo.

Informazioni nutrizionali per porzione: Kcal: 324 Proteine: 9.9g, Carboidrati: 42.8g, Grassi: 15.2g

60.   Cetriolo con yogurt

Ingredienti:

1 grande cetriolo

1 cucchiaino di aglio

1 tazza di yogurt senza grassi

1 cucchiaio di formaggio cheddar

Preparazione:

Tagliare il cetriolo in fette sottili. Mischiare lo yogurt, il formaggio e l'aglio. Lasciar refrigerare per 30 minuti prima di servire. Puoi aggiungere del sale ma è opzionale.

Informazioni nutrizionali per porzione: Kcal: 217 Proteine: 10.7g, Carboidrati: 11.8g, Grassi: 16.5g

61. Hamburger all'aglio e coriandono con parmigiano

Ingredienti:

2 lattine di lenticchie

3 spicchi d'aglio

½ tazza di pane grattugiato

¼ tazza di parmigiano, meglio se grattugiato, altrimenti qualunque altra soluzione

1 uovo,sbattuto

2 tazze di acqua

½ tazza di farina

sale e pepe q.b.

Preparazione:

In una ciotola media, schiacciare le lenticchie con una forcheeta, aggiungere l'aglio, il pane grattugiato e il formaggio. Creare delle polpette; mettere da parte. Mischiare uova e acqua in una ciotola; e farina, sale e pepe in un'altra. Impanare ogni polpetta con la faria, immergere nelle uova, impanare di nuovo nella farina. Scaldare l'olio in una padella a fuoco medio-alto. Friggere gli hamburger, per circa 2-3 minuti per lato.

Servire in pane caldo o pita, aggiungere il coriandolo, lo yogurt, la cipolla, i pomodori e qualsiasi altro ingrediente (opzionale).

Informazioni nutrizionali per porzione: Kcal: 115 Proteine: 5.9g, Carboidrati: 28.8g, Grassi: 2.1g

ADDITIONAL TITLES FROM THIS AUTHOR

70 Ricette efficaci per prevenire e risolvere l'obesità: bruciare i grassi velocemente usanto una giusta dieta e un'alimentazione intelligente.

Di

Joe Correa CSN

48 Ricette per risolvere problemi d'acne: Il percorso rapido e naturale per aggiustare i problemi con l'acne in meno di 10 giorni!

Di

Joe Correa CSN

41 Ricette per prevenire l'alzheimer: Riduci o elimina la tua condizion di Alzheimer in 30 giorni o meno!

Di

Joe Correa CSN

70 Ricette efficaci per il cancro al seno: Prevenire e combattere il cancro al seno con una giusta alimentazione e cibi potenti

Di

Joe Correa CSN